$Te \dfrac{129}{12}$

NOUVELLE DÉCOUVERTE

POUR PRÉVENIR ET GUÉRIR DIVERSES MALADIÉS

SANS MÉDICAMENS, etc.

Imprimerie de CHASSAIGNON,
rué Git-le-Cœur, Nº 7.

NOUVELLE DÉCOUVERTE

POUR PRÉVENIR ET GUÉRIR DIVERSES MALADIES

SANS MÉDICAMENS, etc.

Discours sur les moyens de parvenir à l'aide d'un SUPORT-CONTENANT, qui donne de la force en guérissant, etc.

Sciences et Arts, Physique, Coimie, descriptions utiles, agréables, amusantes, tant en prose qu'en vers, etc.

Curiosités, Phénomènes et Secrets, par le secours des Végétaux qui sont si précieux et si utiles à tout le monde, etc.

Variétés et notes réactives et relatives aux connaissances d'histoire naturelle et plusieurs autres choses, etc.

Annonce d'une histoire abrégée et figurée des Plantes; leurs vertus, propriétés et utilités dans les Arts et la Médecine, avec une histoire abrégée des drogues, etc.

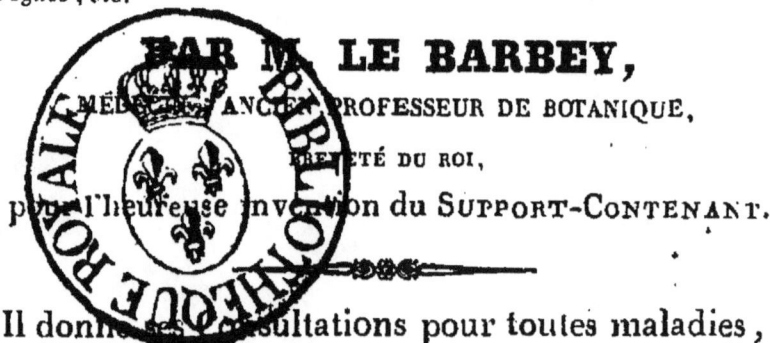

PAR M. LE BARBEY,

MÉDECIN, ANCIEN PROFESSEUR DE BOTANIQUE,

BREVETÉ DU ROI,

pour l'heureuse invention du SUPPORT-CONTENANT.

Il donne ses consultations pour toutes maladies, de 8 heures à midi, rue Bertin-Poirée, n° 8, au premier, où l'on trouvera ses ouvrages et un remède tiré des Plantes, sans dégoût, pour la Syphilis.

Paris.

1828.

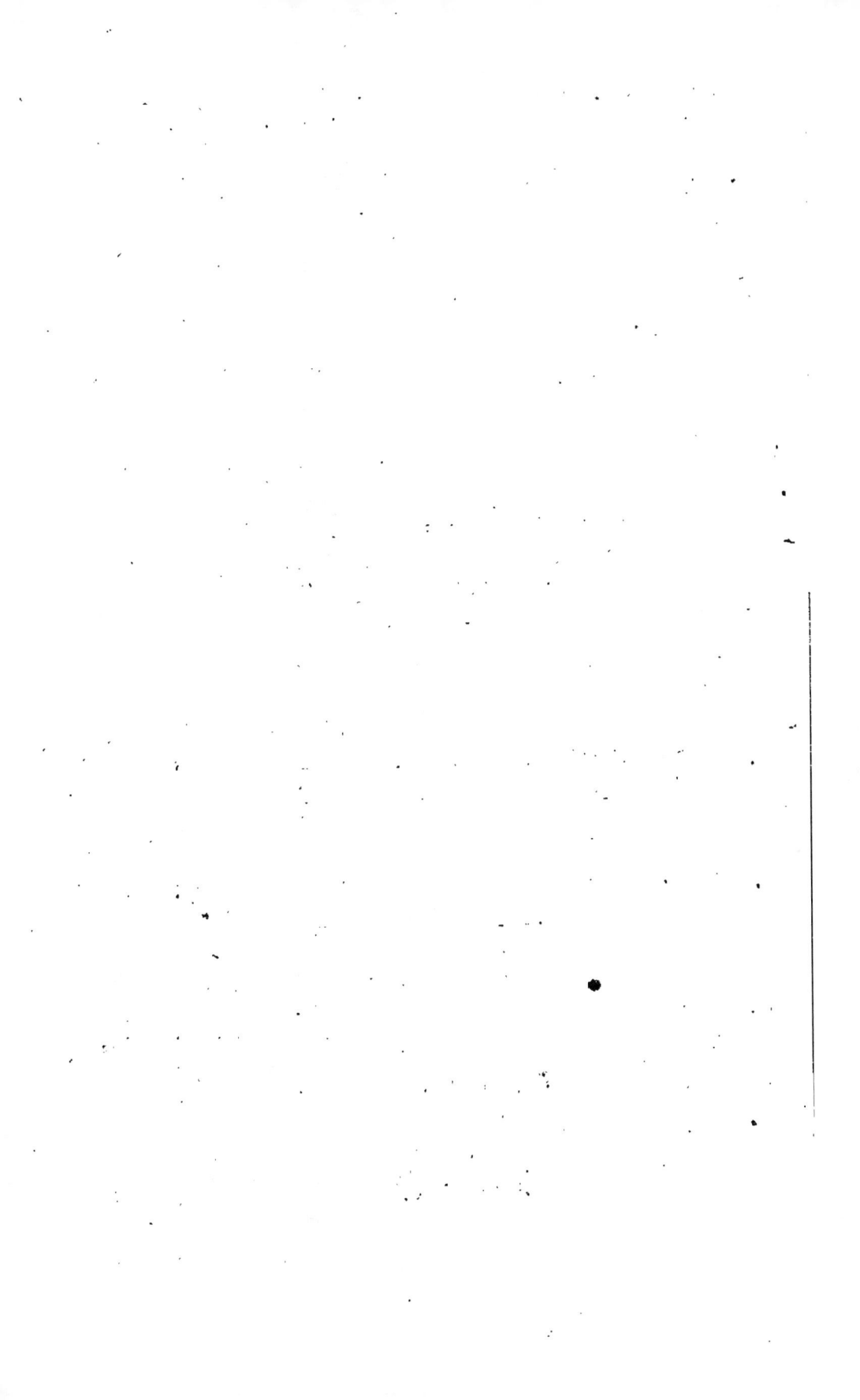

AVANT PROPOS.

La santé est de tous les biens, le plus cher et le plus précieux pour l'humanité; sans elle la gloire, les honneurs et la fortune perdent tous leurs charmes et la vie même devient insuportable; aussi les anciens avaient-ils bien senti l'importante nécessité de la médecine; ce qui prouve combien ils la respectaient, c'est qu'ils lui élevèrent des temples et des autels, et le médecin savant et profond, fut placé par eux au rang des demi-dieux : tels sont Esculape et Hipocrate, à juste titre, surnommés les hommes de la nature, qui dit-on, tenaient de la divinité même, la science précieuse des plantes. La médecine, dit Plutarque, est le premier des arts, et la plus digne étude des hommes, et selon Sénèque, si elle est nécessaire dans la maladie, la santé lui doit les plus grands hommages; en effet, si la médecine a l'avantage, si appréciable de nous rendre la vie lors même que la mort s'efforce de nous l'arracher, elle a aussi celui de prévenir les funestes accidens qui menacent à chaque instant notre trop fragile existence, et c'est en cela surtout qu'éclate tout le merveilleux de son art. Convaincu de cette vérité, j'ai, pendant trente ans, suivi pas à pas la nature, et si j'ai pu acquérir quelques connaissances, si j'ai pu pénétrer quelques-uns de ses secrets, si j'ai pu faire quelques découvertes utiles à l'humanité, je le dois à un travail assidu; animé, non par l'ambition d'une réputation fastueuse, mais par le désir d'être utile aux hommes, ne serai-je pas assez payé de mes travaux en voyant placer mon nom parmi ceux des bienfaiteurs de l'humanité, sans cesse exposés aux funestes accidens inséparables d'un travail pénible et souvent trop difficile. Le riche et la classe laborieuse, tous méritent nos soins, et je serai au comble de mes vœux si en les préservant d'une infirmité malheureusement trop commune, je peux alléger en quelque sorte, la rigueur de leur sort.

Beaucoup de Chirurgiens très expérimentés dans le traitement des *Hernies* et des maladies qui en résultent, ont affirmé que la seizième partie du genre humain, était affligée de cette infirmité, qui affecte indistinctement les deux sèxes, tous les âges, toutes les conditions et tout les genres de vie; le siècle dernier, sans doute enfanta, des livres savans et précieux sur la nature de ces maladies, et sur la manière de les guérir, qui ont beaucoup amélioré les procédés employés jusqu'à ce jour pour la réduction des *Hernies* ; mais, si l'on considère le grand nombre des personnes qui en sont affectées, et le soulagement important qu'elles retireront d'un appareil plus avantageux que les bandages employés jusqu'à ce jour, on ne pourra s'empêcher de lui donner la préférence, et de convenir que la chirurgie moderne l'emporte sur celle qui la précède. Depuis long-temps, j'avais prévu que l'on pouvait aller au delà de toutes les connaissances acquises dans les Arts, mais ne voulant rien donner au hazard, j'ai cru ne devoir proposer ma découverte, qu'après m'être personnellement convaincu de son utilité, c'est-à-dire, d'un appareil qui enveloppant toute la région abdominale et torachique se serrerait et se desserrerait, se monterait et se démonterait à volonté, et avec facilité, dont l'élasticité rendrait sa compression égale et uniforme dans toute son étendue sans blesser aucune parties du corps et sans gêner aucune de ses fonctions naturelles : par cela, très-commode et peu pesant. Les travaux et les ouvrages de nos prédécesseurs ont toutes sortes de droits à notre respect et à nôtre reconnaissance, et certes, je les estime trop pour vouloir jetter sur leurs réputations la plus légère défaveur; mais je ne puis pourtant m'empêcher de dire que, s'ils ont vu le mal et ont cherché à le soulager, aucun n'a su trouver ou n'a pas indiqué le véritable moyen de l'empêcher ni de le guérir. Attentif et sensible aux maux dont les *Hernies* sont la cause, j'ai long-temps cherché le préservatif et les remèdes qui leur étaient propres, et à force de recherches j'y suis parvenu ; ce qui paraîtra très-surprenant, c'est que le même appareil suffira pour toutes les *Hernies* des deux sexes et autres maladie. Charmé de ma découverte, je me hâte de la mettre au jour, non par vanité, mais par la douce et seule satisfaction d'avoir pu mettre un terme à des accidens trop funestes, et trop fréquens pour l'humanité.

DÉDICACE.

A Monsieur RICHERAND, *Chirurgien du Roi, et premier de l'Hôpital Saint-Louis, Membre de l'Ecole de Médecine de Paris, etc.*

Monsieur,

JE viens d'obtenir du Roi un Brevet d'Invention pour un appareil que je nomme, SUPPORT - CONTENANT, propre à prévenir et guérir les Hernies et autres diverses maladies des deux sexes et de tous âges, les Descentes, l'Obésité, Douleurs, Rhumatismes. etc etc.

Permettez moi, Monsieur, de vous offrir la Dédicace de mon ouvrage à ce sujet, et daignez agréer aussi la reconnaissance avec laquelle j'ai l'honneur d'être,

Monsieur ,

Votre très humble et très-obéissant serviteur,

LE BARBEY ,

Médecin , ancien Professeur de Botanique , et breveté du Roi.

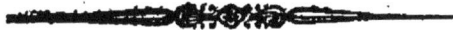

AUX LECTEURS.

Je préviens les Lecteurs que, je n'ai eu pour but, que l'envie d'être utile à tout le monde ; mon unique bonheur est de faire aux autres ce que je desirerais qu'on me fît. J'ai l'intention de donner l'idée de s'instruire, car la lecture et l'éducation ornent l'esprit, comme les habillemens ornent le corps. Ainsi, l'esprit, le cœur, les mœurs, tout gagne à les cultiver. Je prie les savans de me pardonner, si je n'emploie pas les fleurs de réthorique : je ne connais que les fleurs des plantes ; d'ailleurs je n'écris que pour avoir le plaisir d'inspirer à connaître, ou à faire mieux que moi. Daignez lecteurs être indulgens, je n'ai d'autre ambition que celle d'être utile à ceux qui n'ont pas la facilité d'avoir beaucoup de livres. On est heureux dans la médiocrité, de pouvoir un peu s'instruire, s'amuser et même apprendre quelques choses, soit pour la santé, qui est le plus beau de tous les trésors de la vie, soit pour tous les autres avantages que les hommes sont flattés de connaître ; par exemple, les vertus et l'utilité des herbes précieuses en santé comme en maladie. Il y a des cas, où une herbe nous sauve de la mort ; même sans être malade ; je me fais un devoir d'annoncer les bonnes qualités des plantes dans ce petit ouvrage, afin de le rendre plus intéressant.

Je ne dois pas trop vanter les bons services que rendra mon invention, car à la vérité, j'en conviens, cela ne sera que pour quelques maladies; mais les vertus des plantes que je vais citer quoiqu'en abrégé, pourront faire plaisir à ceux qui en auront besoin, et même quand on le sait on peut faire plaisir aux autres. C'est un vrai devoir que nous nous devons réciproquement, car le plaisir d'obliger, fut de tous les tems, de tous les pays et de toutes les religions. Dieu est partout, c'est tout dire; de plus, vous y trouverez diverses notes et discours, tant en prose qu'en vers; je désire que cela puisse plaire. Si cela n'instruit pas assez, j'invite ceux qui peuvent faire mieux à se hâter de le faire. Je vous annonce une Histoire abrégée des Plantes avec toutes leurs vertus, propriétés et utilités dans les Sciences et les Arts. Je citerai des choses admirables sur ces charmans végétaux. Une table en latin, une en français et une pour les maladies. Cet ouvrage sera de 500 pages, avec figures ou sans figures, à volonté. Il y aura dans ce même volume, un recueil des drogues, par ordre alphabétique, avec leur utilité en médecine et dans les arts. Il sera en vente à la fin de mars ou d'avril au plus tard.

Dans le courant du printems prochain, j'annoncerai une Histoire générale des Plantes et des Drogues, la plus grande partie sortant des végétaux. Ce qui m'y détermine, c'est qu'il n'y en pas encore d'assez universelle, si l'on peut s'exprimer ainsi; il est bon de dire, que le mot doit s'entendre pour les usages qu'on en fait sur le globe, tant pour les arts que pour nourriture, médicamens, jardinage et agriculture. etc.

NOUVELLE DÉCOUVERTE

POUR PRÉVENIR ET GUÉRIR DIVERSES MALADIES

SANS MÉDICAMENS, etc., etc., etc.

DES HERNIES

OU

DE LEURS NATURES,

(dites Descentes ou Ruptures).

LA HERNIE est, de toutes les maladies chirurgicales, la plus commune, et, sans contredit, une des plus dangereuses. Elle affecte indistinctement les deux sexes, tous les âges, toutes les conditions et tous les genres de vie ; elle frappe l'enfant au berceau, l'homme le plus robuste et l'homme courbé sous le poids des ans ; elle frappe également les femmes de la campagne aussi bien que celles des villes et de toutes les classes; mais autant cette maladie méritait les soins et l'attention des chirurgiens, autant elle fut négligée, méconnue ; et, pendant que les autres branches de l'art s'étendaient et s'éle-

vaient à la perfection, les moyens de guérir
les hernies restaient plongés dans une igno-
rance indigne de toutes les autres connaissances que nous avons acquises, lorsqu'Ar-
nault, déchirant enfin le voile épais qui cou-
vrait encore cette partie de la science, lui sa-
crifia son temps et ses soins, et contribua le
plus à sauver la vie à un grand nombre de
malheureux.

Comprimée soigneusement à sa naissance
avec le *Support-Contenant*, la Hernie souvent
n'est pas dangereuse ni difficile à guérir ;
dans les cas contraires, elle devient une
source continuelle d'accidens souvent funestes à la vie du malade ; car la nature bénigne
de ses tumeurs augmente les risques, en éloi-
gnant de lui toute idée du danger, et en lui
faisant négliger tout moyen de précaution et
de sûreté nécessaire pour notre conservation.
Nous appelons *Hernie* toute tumeur formée
par le déplacement de quelque viscère qui
échappe de son siége naturel par une ouverture quelconque et saillante au dehors. On en
a établi trois classes, eu égard aux trois ca-
vités circonscrites du corps, qui sont la tête,

le thorax et l'abdomen. Nous ne parlerons, dans le cours de ce petit Ouvrage, que de celles qui s'opèrent dans la région abdominale, que l'on distingue par leurs différens noms, qu'elles tirent, soit des viscères qui se trouvent déplacés, soit des ouvertures qui leur donnent passage : on les divise en simples et composées; elles sont simples lorsque la tumeur ne contient qu'un viscère ou intestin ; elles sont composées lorsqu'elles en renferment deux ou plusieurs.

Les Hernies sont réductibles, irréductibles ou étranglées ; réductibles tant que les viscères sortent et rentrent librement, et surtout lorsqu'il n'existe qu'une simple prostration ou prolongement du péritoine dans les parties où il n'y a point d'ouverture ; irréductibles, qui s'opère dans la région abdominale, quand, après un trop long séjour dans le sac herniaire, elles ont augmenté de volume et contracté adhérence, soit entre elles, soit avec les parois de ce sac, et étranglées lorsque l'obstacle à la réduction naît de la structure de l'ouverture par où passent les viscères.

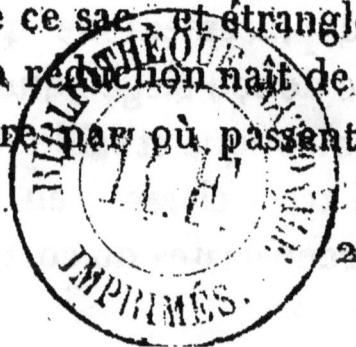

2

Causes des Hernies ou Descentes.

Les causes des Hernies, comme le dit fort bien Lavrance dans son *Traité des Hernies*, se réduisent à deux classes : les causes occasionnelles ou excitantes, et les causes prédisposantes.

Causes occasionnelles.

Les muscles, la membrane et les ligamens, qui, par leur construction, maintiennent les viscères ou intestins dans leur siége ou cavité naturelle, les viscères, qui, par là même qu'ils sont plus mous, tendent toujours à occuper un plus grand espace, et nécessitent la distension des parties musculaires, consistant en système d'action et de réaction continuelles, d'où résulte l'équilibre, et cet équilibre une fois rompu, ils opèrent nécessairement quelques déplacemens ; une hydropisie abdominale (ascite), ou amas de sérosité trop considérable dans la cavité du péritoine ; un embonpoint excessif (obésité) ou accumulation de graisse dans le tissu cellulaire, dit épiploon ou grosseur démesurée de l'épiploon ; un gonflement de l'abdomen (tympanite) ou trop grande abondance de

gaz dans le tube intestinal ou dans le péritoine ; enfin une grossesse occasionnée par
la forte pression qu'ils exercent sur les viscères abdominaux, la distention ou élargisse-
ment des fibres musculaires et membraneu-
ses, détruisent l'équilibre et poussent les intestins à travers les ouvertures, et même à
travers les parties où il n'existe point d'ouverture, mais qu'ils dilatent. Ils opèrent les
déplacemens que nous appelons *Hernies*.

On comprend aussi dans les causes occasionnelles tous efforts quelconques, en ce
qu'ils nécessitent la contraction des muscles
de la respiration, qui fait céder les fibres des
muscles du bas-ventre à une trop grande force
d'impulsion. C'est ainsi qu'un exercice à cheval
trop violent, un saisissement, un cri, un saut
une chûte, le vomissement, l'accouchement,
les efforts de la déjection, les fardeaux trop
lourds que l'on essaie de lever ou de porter,
la toux, la coqueluche, surtout chez les enfans, sont autant de causes nécessitantes de
la contraction des muscles de la respiration,
et, par suite, de la hernie.

Causes prédisposantes.

Les causes prédisposantes sont moins nombreuses que les causes occasionnelles, et naissent des trop grandes ouvertures par lesquelles se font les Hernies, de la faiblesse et du relâchement du bord de ces ouvertures et de la laxité contre nature du péritoine dans les endroits où elle n'est point soutenue par les muscles du bas-ventre, elles cèdent à la distension, et, ce qui le prouve, c'est que les hommes dont l'anneau est plus large sont sujets à des Hernies inguinales, beaucoup plus fréquentes chez les femmes, chez qui la dimension de cette ouverture est plus étroite, et qui, par cela même, sont rarement affectées de Hernies inguinales.

Richter, dans son *Traité des Hernies*, pag. 9, rapporte qu'un homme sédentaire fut attaqué d'une Hernie inguinale survenue inopinément. Il en opéra la réduction, et fit l'application d'un bandage. Quelques semaines après, une hernie semblable reparaît dans le côté opposé, et bientôt il survient une Hernie crurale. Il ajoute qu'il en a vu cinq à six se succéder de la même manière,

sans qu'il s'aperçût d'aucune cause occasion-
nelle.

On jugera facilement de la cause occasion-
nelle de ces différentes Hernies sur le même
individu , si l'on considère la forme de bandage qu'il employa et la manière dont il
exerce sa pression. Nous n'entreprendrons
point de donner de plus amples détails sur
cette maladie ; mais nous conseillerons de
consulter à cet égard le savant ouvrage de
M. Lavrance , traduit de l'anglais par
MM. Béclard et J. Cloquet, en 1818.

Moyens employés pour la guérison des Hernies.

Depuis très-long-temps, aujourd'hui même
encore, on a recours, pour guérir les Hernies, à des opérations douloureuses faites
avec des instrumens tranchans et autres
moyens sur lesquels je n'entreprendrai point
de m'étendre, puisque cela n'entre point
dans le plan de ce petit ouvrage, dont le but
est de faire connaître l'utilité, ou plutôt la
nécessité, de mon *Support-Contenant*, et
que d'ailleurs je ne ferais que répéter ce qui

a déjà été décrit et savamment détaillé dans les meilleurs traités de chirurgie, tels que ceux de MM. Richerand, Boyer, etc.

Quoi qu'il en soit, il est évidemment démontré que de tous les moyens employés pour remédier aux Hernies, les secours du susdit *Support-Contenant* est le seul capable de valoir et de surpasser tous les anciens, et même les modernes ou nouveaux, la plupart des autres étant durs, infidèles ou même dangereux et très-incommodes. On ne saurait donc trop le conseiller aux personnes qui ont l'intention de se préserver de différentes maladies, telles que des Hernies, de l'obésité ou de trop de graisse, et les dames enceintes pour éviter les accidens de l'avortement : elles acquièrent de la force. Ceux qui ont des douleurs seront surpris agréablement par la délivrance. Jusqu'à ce jour, les moyens mécaniques employés pour la réduction des Hernies furent tous insuffisans ou vicieux.

Bligny, qui l'un des premiers, s'est occupé du soin de cette maladie, nous fournit dans son *Traité des Hernies*, une planche où sont figurés vingt deux espèces de bandages herniaires, qui ne diffèrent pour ainsi-dire, l'un de l'autre que par les différentes matières qui furent employées à leur confection, et pour ainsi - dire, sur - tout ceux ou il emploie le fer et l'acier sont plus propres à agraver qu'à guérir la maladie, quoique malgré tous leurs défauts, ils aient réussi dans plusieurs, ou grace à la bonne complexion des malades. Arnaut, qui a parut après Bligny, corrigea plusieurs abus graves, en disant comme il l'a fait, page 166, du tome premier de son *Traité des Hernies*, que les moyens les plus simples, sont préférables à tous les autres ; car c'est diminuer les avantages que de fouler d'un côté ce qui fait ressortir de l'autre, tout ce qui est fer ou acier, gènant et sujet à se rouiller. Pour qu'une personne atteinte de Hernies, dit Lavrance, puisse retirer d'un bandage tous les avantages qu'il peut produire, e téviter autant que possible, les inconvéniens attachés à son usage, on doit avoir soin que les ressorts soient doués d'une force élastique et convenable ; que l'instrument soit appliqué exactement dans toute son étendue, de manière à n'exercer aucune pression partielle ou irrégulière; qu'il ne soit pas dérangé par les mouvemens nécessaires, et que la pelotte soit bien adaptée et comme collée sur les parties qu'elle embrasse. Ce célèbre chirurgien avait bien su apprécier le service qu'il rendait à l'humanité, un appareil qui, sans avoir aucuns des défauts de ceux que l'on a employés jusqu'à ce jour réunissait tous les avantages.

Le savant Juville, dont l'immortel ouvrage est le fruit d'un génie fécond et riche en inventions mécaniques, avait bien mieux que ses prédécesseurs, jugé de l'emploi du bandage, de la conformation et de l'élasticité qui en ferait tout le prix et toute l'utilité. On a peine a se figurer comment après avoir conçu une idée si juste de l'appareil qu'il cherchait, il ne l'ait point trouvé.

Une expérience de trente ans, ma prouvé que les moyens physiques devenaient souvent insuffisans, exigeaient presque toujours le concours de moyens mécaniques quelconques, capables de s'opposer à la sortie desparties flottantes dans la cavité du bas ventre et que l'on était obligé d'avoir recours à ceux qui sont les plus propres à produire cet effet, et en même temps moins sujets à blesser, ou gêner les parties sur lesquelles ils sont appliqués. Pour obtenir cet effet, dit encore Juville , différentes machines plus ou moins avantageuses, ou plutôt plus défectueuses , ou compliquées, avaient été mise en usage, quoiqu'en général le principal objet qu'on s'est proposé dans leur usage, n'ait pas été généralement méconnu, soit dans la construction de ses machines, soit dans leur application, la connaissance des points fondamentaux qui servent de garde, tels que ceux qui ont pour but l'établissement d'un goût d'appui solide, le choix de la matière et sa préparation, la structure des bandages convenables aux parties qu'ils doivent recevoir ; enfin toutes leurs actions, leurs réactions avaient été trop négligées. Ainsi, quoique l'objet principal de cet instrument n'ait pas été ignoré, il n'en est pas moins vrai que les conditions nécessaires à sa construction ont été généralement mécon-

nues, ou du moins en grande partie négligées.

Le siége principal des hernies est, comme
nous l'avons dit, la région abdominale. C'est
donc par la connaissance de la variété de la
conformation de ses diverses parties que doit
être déterminée la forme de l'appareil, pour
qu'il puisse servir utilement, commodément
et d'une manière permanente. De là consé-
quemment naît la nécessité de varier la forme
des bandages autant de fois qu'il surviendra
des hernies différentes, et l'impossibilité d'en
fixer d'une structure invariable existera tant
qu'on ne s'appliquera qu'à faire des pressions
partielles et particulières à chaque espèce
de Hernies.

M. de Juville était bien de ce sentiment
lorsqu'il disait que la région du bas-ventre
et du bassin était composée de parties molles
et de parties dures, et que le bassin avait la
forme d'un ovale irrégulier, très-convexe
postérieurement, saillant littéralement, et
concave antérieurement. Toutefois, l'on sait
que cette irrégularité assujétit à la recherche
d'un appareil analogue à cette structure; si

le bassin avait une forme cylindrique, il suffirait, comme on le faisait autrefois, d'employer une ceinture qui exerce une pression égale dans toute l'étendue de sa circonférence; mais les parties ainsi conformées et couvertes par des muscles sujets à des mouvemens qui peuvent déranger l'instrument qui les couvre, nous obligent d'employer un appareil actif par lui-même, qui puisse se prêter à ses divers mouvemens, et dont la forme corresponde en même temps à celle des parties qu'il doit recouvrer; et, dans un autre endroit, ce célèbre chirurgien dit que plus un corps recouvre de surface, plus son action est douce, et que plus elle est douce moins elle gêne le malade qui en fait usage. Où donc et comment trouver cet appareil si nécessaire et si recherché par ce célèbre chirurgien? S'il est trop dur, il gênera les mouvemens des parties, les froissera, les blessera, et occasionnera divers accidens; s'il est trop pesant, il agira sur le corps à la manière d'un silice; s'il est trop mince ou trop mou, il sera sujet à se fausser par une position forcée ou toute autre attitude contraire du corps ; toute action, même un peu forte, pourra lui donner une forme différente de celle dont il avait besoin pour contenir les parties qu'il laissera échapper. Si, à ces inconvéniens, on ajoute ceux d'une application vicieuse, non-seulement il ne produira pas un bon effet, mais il accroîtra le mal au point de le rendre souvent incurable et de compromettre la vie du malade. « Un bandage, dit encore Juville, bien proportionné aux parties, qui ne les blesserait point et les tiendrait bien en place, n'aurait pas encore toutes les qualités requises ; il faut que son action soit permanente, capable de résister à une impulsion qui pourrait la vaincre ou détourner le bandage du point où il est fixé ; enfin qu'il soit doué d'une force de réaction qui l'y établisse, c'est-à-dire d'un ressort qui agisse par lui-même et de sa propre puissance : autrement on ne peut se flatter d'avoir atteint l'instrument capable de contenir des hernies. »

Un raisonnement si juste et si vrai conduisait naturellement à l'invention de cet appareil, et ce grand homme l'aurait découvert

s'il ne se fût pas attaché au perfectionne-
ment évidemment impossible des bandages à
ressorts d'acier qu'on emploie aujourd'hui.

D'après cet exposé, on conçoit facilement
que pour obtenir le résultat que l'on se pro-
pose dans l'application d'un appareil herniaire, on doit en exclure la pelotte, puis-
qu'en supposant même que son point d'appui soit fixé, elle agit sur la région abdominale de la même manière, et produit le même
effet que produirait un corps solide quelconque, mais étroit, qui exercerait une pression assez forte sur un sac plein de parties
molles tendant à occuper un plus grand espace, et qui serait appuyé par le côté opposé sur un autre corps solide; c'est-à-dire
le déchirement nécessaire du sac et l'écoule-
ment des parties, tandis que si l'un des corps
dont la concavité interne recevrait la con-
vexité du sac vient rejoindre l'autre dans tous
ses points aboutissans, ce déchirement, quelque soit le degré de pression, sera physi-
quement impossible, preuve de l'insuffi-
sance des pressions partielles ou plutôt de
leur service pernicieux. On doit en proscrire

l'acier, qui le rend pesant et incommode, parce qu'il agit sur le corps à la manière d'une courroie, ce qui est toujours plus ou moins gênant, et que de son élasticité même naît l'impossibilité de le rendre permanent, point essentiel à sa perfection. Il est inutile de parler de l'emploi des bandes ou ceintures; leur usage est, par la même raison, inutile ou plutôt dangereux, comme on vient de l'éprouver : il est inutile de les réfuter. Enfin, l'on doit conclure de là que tous les différens moyens employés pour la réduction et la contenance des hernies sont insuffisans et souvent nuisibles.

Mon *Support-Contenant*, en évitant tous les inconvéniens inséparables de leur usage, réunit tous leurs avantages; bien supérieur aux bandages, brayers et corsets, il préserve, guérit plusieurs autres incommodités et maladies : d'un autre côté, il allège d'une manière surprenante les personnes grasses, faibles et pesantes, augmente la force; il donne au corps, sans avoir le défaut des corsets, qui compriment l'abdomen, sa partie supérieure, et facilite le déplacement des viscéres ou intestins, contre-soutient la taille, et donne une attitude élégante et distinguée, il peut même corriger les difformités, facilite et aide la nature dans certains cas, la noueure, le rachitisme, guérit le rhumatisme et les douleurs, dans tous les relâchemens des fibres et viscères ; c'est un préservatif contre bien des maux, notamment toutes espèces de hernies, dont il est en même temps le remède certain : l'expérience le prouvera mieux que moi ; d'ailleurs, c'est que son utilité surprendra agréablement. En effet, il produit des résultats qu'on ne peut nier ; la cure est radicale chez les sujets au-dessous de trente-cinq à quarante ans : les plus âgés sont à l'abri de tout danger. Je dirai enfin que j'ai eu la satisfaction d'avoir des complimens sur les cures radicales et palliatives que mon *Support - Contenant* produit chaque jour. J'ajouterai à ce que je viens de dire de mon *Support-Contenant*, que des médicamens appropriés à chaque espèce de hernies, à l'âge, à la constitution, dite tempérament, et au sexe du malade, pourront puissamment contribuer à la guérison. Cependant je ne pres-

cris rien ici, ni les médicamens, ni le ré-
gime ; écrivez-moi ou consultez un médecin
ou chirurgien. La plupart de ceux qui feront
usage du *Support-Contenant* pourront se
passer de médicamens; je conviens qu'on est
plutôt guéri, surtout parce qu'il fortifie.
Par tous ces moyens-là, on trouvera tous
les avantages que l'on peut désirer : cet appareil est commode.; on n'a pas besoin de le
quitter, n'importe pour quelles fonctions de
la nature. A toutes ces bonnes qualités, il
joint celle de préserver des fausses couches,
en mettant à l'abri des accidens. Je puis assurer une entière satisfaction à tous ceux qui
en feront usage, cela sans s'en repentir.

Je suis disposé à faire imprimer et mettre
sous presse un ouvrage sur les propriétés et
vertus des plantes ; mon seul désir est d'être
utile aux habitans du globe, surtout à ma
patrie. Fâché de trouver tant de copistes, il
faut avoir des quantités de livres pour pouvoir apprécier et mettre à leur juste valeur
la qualité des plantes. On ne peut pas toujours compter sur les citations de certains
auteurs, parce qu'ils ont dit sur la foi d'au-

trui, et qu'ils n'ont pas pu vérifier, si ce qu'ils avaient lu avait été décrit d'après des essais même répétés. Ce que je puis assurer précisément, je dirai à leur honneur que ce qui fait bien à l'un ne produit pas autant d'effet à l'autre. En voici la raison : premièrement il faudrait que ce fût la même constitution, qu'on appelait tempérament ; cela dépend de l'âge, du sexe, et aussi de la manière de la préparer, de l'administrer, et surtout de la récolte et de la conservation. Prenons pour exemple les plantes alimentaires, les blés, les fruits et le raisin : peut-on faire du bon vin avec du raisin qui n'est pas bon? A toute autre chose de même. Quant aux plantes médicinales, il faut encore en quelque sorte, plus de soin pour conserver toutes leurs vertus. Trop de soleil en séchant, et trop long-temps à l'air, et leur vétusté ruine tout. Plus les objets sont délicats et ont peu de consistance, moins cela dure, et tout s'anéantit.

Depuis plus de quarante ans je suis avec les plantes ; je les aime par goût et par plaisir ; par l'étude que j'en ai fait depuis ce laps de temps, j'emploie ces précieux végétaux avec succès dans des maladies, que le peuple regardait comme incurables. J'ai eu la satisfaction de soulager ceux qui étaient par trop incurables ; je dis par trop quand il n'y avait plus de ressources ; car, franchement parlant, combien en ai-je guéri ! car ce sont les préjugés et le défaut de courage et de persévérance. Il ne faut jamais se décourager : il y a des remèdes qui font tout le bien possible au moment inattendu. Que les malades s'arment donc de courage, et le doux espoir doit sans doute aider au médecin qui emploie des plantes de grandes vertus, et surtout bien soignées et choisies. Dieu sait combien elles possèdent de vertus cachées ! La crédulité concourt très-fort aussi à faire des miracles qui ne sont que naturels ! Je cherche de tout cœur à encourager les médecins mes confrères ; je les prie de porter attention à ces dignes herbes, trop négligées, car elles serviraient bien le médecin et le malheureux malade. Qu'on juge de tout ce que j'ai dit et dirai sur les vertus des plantes. Peut-on remplacer nos végétaux, la nourriture, les boissons, les fruits si exquis, et les fleurs et racines. Riches et ennuyés, cultivez les fleurs, charme des végétaux et de la nature, le plaisir de l'aimable sexe, ravissement universel ! Les dieux nous les donnent avec profusion pour nous réjouir ; après viennent les fruits pour nous nourrir et nous divertir. Profitez des offres que vous fait la bienfaisante nature, qui nous invite à semer ; cultivez, soignez et multipliez, vrais passe-temps des sages, et très-agréables ; la fleur, dis-je, est la fille du matin et la chérie de la déesse Flore ; elle donne le miel et ses précieux médicamens : d'ailleurs, c'est le charme du printemps, la source de tous les parfums ; témoins nos roses, œillets, juliennes, etc., pour notre Europe ; et les rois des végétaux, l'oranger, le jasmin et la divine ambroisie. La grâce des vierges, leurs émanations, purifient et vivifient l'air, et elles aident à bannir et à supporter les ennuis de la vie. Si elles passent vîte, comme toutes autres productions de cette admirable nature, elles ont des vertus précieuses en médecine et dans les arts. Chez les anciens, on en couronnait les coupes, les banquets et les cheveux blancs du sage ; les premiers chrétiens en couvraient les reliques des martyrs et l'autel des hécatombes. Dans le monde présent, nous attribuons nos affections à ses couleurs; l'espérance à la verdure, l'innocence à la blancheur, la pudeur à ses teintes de roses, et la pudique sensitive aux êtres amis sensibles et délicats; au grand et savant Linnée, l'immortelle ; aux veuves, la scabieuse des jardins ; le cyprès aux tombeaux ; à Hercule, le chêne ; au joyeux dieu Bacchus, la vigne ; à Apollon et aux sciences, le laurier ; à la Sagesse ou Minerve, l'olivier; à Neptune, le pin ; à Mars, *quercus*. L'étude de ces charmans végétaux distrait l'homme de l'envie, aide à supporter la fortune ennemie. C'est la reine de la nature qui nous fait passer le temps sans se repentir de n'avoir pas chéri la grande fortune, trop embarrassante. Moins de soucis, plus de vrai bonheur; croyons-le bien ; jugeons-le pour le mieux, nous serons heureux; car l'étude de ces plantes est si attrayante et procure tant de douceurs ! C'est la folie, si c'en est une, la plus agréable et amusante , et si intéressante sous tant de rapports, qu'on ne finirait pas si l'on voulait dire tout ce qu'on devrait dire de tout le bien qu'elle procure.

O vous qui cherchez le bonheur,
Cultivez avec soin l'histoire naturelle,
Le plaisir que procure une étude si belle
Satisfait à la fois, et l'esprit et le cœur.

La plupart des histoires des plantes citent leurs vertus; il faut le dire : toutes sont copiées. Elles ont dit que telle plante avait des propriétés; tous les auteurs l'ont dit de même. Les auteurs de matière médicale en ont fait autant à peu de choses près, de sorte qu'il faudrait refondre ou retrancher pour le moins la moitié de ces prétendues vertus, qu'on avait accordées gratuitement. Il faudrait imiter le célèbre médecin de Lyon, Gilibert, qui a essayé un bon nombre de plantes par lui jugées et appréciées. C'est comme cela qu'il faut procéder pour parvenir à une certitude. Sans inconvéniens, par ce vrai moyen, nous serions sûrs de dire la vérité. On ne peut disconvenir qu'on a bien trop dit des vertus et propriétés des plantes; aussi, par la même raison, elles ont aussi des vertus qu'on découvre, ou peut-être qu'on retrouve. J'ose dire que j'aurai la plus scrupuleuse attention à ne pas dire comme ont dit les autres; mais aussi, quand je serai assez heureux pour avoir la conviction certaine, je le dirai avec grand plaisir, et je me ferai aussi un devoir de citer ceux sur qui on peut compter, et les réussites que j'aurai.

Dans ma pratique, je l'avouerai bien vite, je donnerai provisoirement un abrégé concis sur les plantes les plus en usage, et qui se trouvent le plus communément dans presque toute la France et l'Europe, en attendant mon grand ouvrage sur la botanique entière, où se trouvera l'histoire générale de toutes les plantes décrites jusqu'à ce jour. Comme je le crois, je joindrai deux tomes de figures d'après une nouvelle découverte. Cet ouvrage sera de six à huit volumes; il contiendra leurs descriptions, vertus, qualités, et leur pays natal.

Les caractères des genres et espèces seront courts et précis pour la médecine comme pour les arts, etc., l'usage qu'on en fait dans chaque pays, au moins quatre à cinq tables ou index des quatre principales langues de l'Europe, et une pour les maladies.

Personne n'ignore que les plantes et les arbres forment une science qu'on appelle la botanique; c'est un des arts le plus modeste et le plus utile au genre humain. Cela concourt au bonheur et à l'amélioration, ou condition du monde entier. La culture universelle est la base de la prospérité publique, vrai bonheur de la société. Tel est la puissance de ce lien invisible et sacré par lequel l'auteur de toutes choses a voulu que tous ses enfans, qui sont répandus partout en différentes peuplades sur tout le globe, demeurassent tous éternellement réunis, malgré les distances immenses et les mœurs si différentes, quelquefois même, et trop souvent, malgré ses antipathies religieuses et politiques. Que le bien que font les hommes en passant rapidement sur la terre se propage et profite à tous!!

La Botanique est un bien très-précieux,
Primitif, agréable, amusant et gracieux;
Cette science étale, et la riche parure,
Et les rares trésors de la belle-nature.
Elle fait le plaisir du sage et du savant,
On y puise toujours un nouvel agrément.

Aussi les plantes qui indiquent l'heure des divers temps du jour, et celles qui annoncent la pluie, l'orage et les grands froids. Si l'on remonte aux temps les plus reculés, on verra que ce sont les Arabes qui nous ont transmis quelques connaissances des plantes après les Grecs; tels sont Théophraste, Dioscoride, Aristote. Chez les Romains, Varon, Columelle, et surtout Pline, qui s'est rendu immortel par sa belle et admirable Histoire naturelle. Pour ce temps, c'est un chef-d'œuvre qui sera un monument éternel, preuve que les anciens faisaient des observations. Écoutez Pline, quand il dit en parlant de l'absinthe : « Autant elle est stomachique et bonne à donner de l'appétit, autant elle est nuisible à la vue. » Croyez ce grand Pline; la vue est bien précieuse ; conservez-là : c'est sans contredit une des plus grandes jouissances. On sait qu'Ovide chanta les vertus des plantes et en fit un éloge pompeux avec raison. Leurs connaissances, la culture et le jardinage sont l'amusement du sage. Ne savonsnous pas qu'un grand-empereur romain, pour trouver le bonheur, se fit jardinier? Cultivez, semez, récoltez, et jouissez; car il n'est point de plaisir sans semences. Voilà le vrai et parfait bonheur, loin du fracas des armes et du tumulte des villes.

La paix de la campagne et du cœur, le bon vin, des plantes et des fruits, voilà le moyen de chasser les ennuis. Quand vous désirerez connaître les moyens de vous préserver des maladies les plus communes et vous en guérir, prenez votre petite Histoire des plantes; à la table, vous y trouverez réunie une récapitulation des végétaux employés pour guérir les maux les plus ordinaires: tel est une indigestion, guérie en deux à cinq minutes; les maux de cœur, de tête, les coliques, etc.; un panaris guérit en vingt-quatre heures; les brûlures et coupûres, même les plus grandes, dans vingt-quatre à quarante-huit heures. Ceci est certain avec les plantes. Vous y trouverez aussi les moyens de conserver les fruits de toute manière, les viandes de même, sans sel, dans l'hiver comme dans l'été; l'eau et la viande, les désinfecter et les rendre de suite buvable et mangeable, sans aucun dégoût ni odeur; conserver et bonifier les vins, augmenter leurs qualités, les moyens de faire d'excellentes boissons très-saines et meilleures que la bière, et le moyen de la perfectionner; faire connaître en cas de besoin au moins vingt sortes de plantes qui pourraient remplacer les grains et les légumes, et beaucoup d'autres choses très-intéressantes; tant pour l'humanité que pour les animaux. On ne finirait pas si l'on disait tout ce qu'on pourrait dire des plantes : sans contredit, leurs vertus et usages sont infinis.

Indépendamment des détails que je viens de donner pour faire ressortir les avantages de mon *Support-Contenant*, je pourrais encore citer une foule de faits connus depuis, dis-je, fort long-temps, et propres à augmenter les espérances qu'on doit en attendre ou concevoir; faits dont personne jusqu'ici n'a su ou voulu tirer le parti dont ils étaient

susceptibles , et auxquels en effet je dois l'i-
dée de mes recherches et de mon invention.

Mais, pour éviter des longueurs superflues
et ne point ennuyer mes lecteurs, je me con-
tenterai de signaler les plus remarquables,
et parlerai d'abord de ces fameux athlètes
qui, chez les Grecs et les Romains, ont,
dans leurs combats gymnastiques, luttes et
pugillas, donné des preuves étonnantes de
force , de souplesse et d'agilité que personne
n'a fournies depuis, et qu'ils ont dues à de
fortes bandes ou ceintures croisées, soigneusement cachées sous le léger vêtement dont
ils étaient ceints. Je citerai encore ces éton-
nans coureurs qui, à l'aide de ceintures croisées, rivalisent en vîtesse, et en légèreté les
meilleurs coureurs de l'Arabie. Enfin je parlerai de la femme qui porte sur son ventre
six hommes ou une barique pleine et de l'homme qui fait le saut périlleux , et qui, l'un et
l'autre, doivent ces avantages surprenans à
de longues et larges ceintures croisées à pro-
pos, ou combinées de manière à rassembler
toutes les forces du corps, et à produire ces
grands effets que le public étonné prend

pour du merveilleux, parce qu'il en ignore le secret; quand ce prétendu merveilleux n'a rien que de fort naturel. Si ces bandes et ceintures croisées peuvent produire de si grands effets, on ne sera pas surpris, d'après les dispositions de l'appareil de mon *Support-Contenant*, qu'il ait tout à la fois le mérite de rassembler bien mieux les forces de l'homme et de la femme, et de les rendre plus forts et plus agiles; et de plus, de prévenir et guérir plusieurs maladies, entr'autres des Hernies et autres accidens, qui viennent en s'efforçant, en portant des fardeaux trop pesans, ou d'une fausse position, et enfin de faire tomber, diminuer ou empêcher les gros ventres, et de guérir les douleurs, rhumatismes, la noueure, le rachitisme et les difformités, la faiblesse du corps, le tremblement, les varices, etc.

D'après ces nombreux et précieux avantages, je pourrai, je pense, me flatter d'avoir considérablement contribué au bonheur des humains, et de dire à ceux qui, ayant pu me prévenir et pouvant m'imiter, ne l'ont pas fait ou ne le font pas : Ah! qu'il est, deux d'obliger ! c'est le seul bien suprême, en dépit de l'égoïste glacé, qui ne fait pas usage de ce plaisir.

Résumé relatif aux cures des Hernies dites Descentes, de l'obésité ou des personnes qui sont ventrues, des rhumatismes et autres douleurs.

Toute maladie demande un traitement plus ou moins long, selon son ancienneté, l'âge, le sexe et la constitution, dite tempérament, du malade; mais, pour éviter les erreurs et être sûr du succès, il convient de prendre sur la maladie un avis; car il y en a tant d'espèces, qu'il faut les distinguer pour ne pas se tromper, l'âge, le sexe, le temps qu'il y a qu'on est malade, et si le sujet est gras ou maigre; enfin il faudra indiquer les douleurs que le malade éprouve. A l'aide de ces renseignemens, on pourra connaître l'état du malade et lui donner le remède qui lui conviendra. On observe que plus on diffère à se faire traiter, plus la maladie s'aggrave, et plus la guérison est difficile et longue. Il n'y a pas de maladie incurable, si elle est traitée à temps ; mais elle peut le devenir si elle est négligée ; elle peut aussi devenir incurable si le malade manque de courage et change de médecin et de médicamens. Il faut, dans toute espèce d'entreprise, de la persévérance, si l'on veut parvenir à son but.

On sait que les plantes ont de grandes vertus, et que tous les alimens et médicamens viennent des végétaux ; mais notre existence, l'entretien et le rétablissement de la santé viennent de la connaissance et du choix de ceux qui nous sont propres, soit en santé, soit en maladie. L'usage a déjà fait connaître à l'homme en santé tous les alimens dont il doit faire sa nourriture ; mais sa connaissance en botanique, cette science si belle l'aide et lui fait connaître les plantes.

Il convient, lorsqu'il est malade, qu'il s'adresse à un médecin qui lui indiquera les remèdes nécessaires à sa constitution. Quant aux vêtemens dont il a besoin, nous dirons en passant que les plus sains sont ceux tirés des végétaux : tel est le chanvre, le lin et le coton, et bien d'autres plantes, comme il sera dit dans mes Traités sur les vertus et usages des plantes ; et, si nous ne défendons pas ceux de laine , du moins nous conseillons à ceux qui portent des gilets de flanelle d'en changer souvent, afin de ne pas être exposés à repomper la corruption qui résulte des sueurs ou de la transpiration qu'ils auront éprouvés.

Revenons à notre sujet , et disons qu'on peut tirer les meilleurs remèdes des plantes, et compter sur elles pour guérir les maladies les plus anciennes, et même celles que l'on croit incurables ; et déjà l'expérience nous fournit maintes preuves à l'appui de cette assertion. Ce que l'un ignore , un autre peut le savoir, ce qui s'applique à toutes espèces de sciences ; il faut se méfier de ceux qui prononcent trop légèrement : souvent même ils ont intérêt à parler ainsi qu'ils le font ; mais ceux qui n'hésiteraient pas à dire : prenez courage, ne vous déconcertez pas, pourraient avoir raison de parler ainsi, parce que, avec le temps, on finit par bien rencontrer. On dit proverbialement que le habil ou la langue ne font pas l'ouvrage, et que rien ne va bien si on ne s'aide pas un peu : il en est des hommes comme des plantes ; tous les hommes n'ont pas les mêmes connaissances, de même toutes les plantes n'ont pas les mêmes vertus.

Aussi l'histoire ne fournit-elle qu'un très-petit nombre de savans dans chaque science ; dans la botanique, par exemple, on ne compte guère, parmi les anciens, savoir, chez les Grecs, que Dioscoride, Aristote, Théophraste, qui aient excellé dans cette science, et, chez les Romains, le célèbre Pline, Varon, et, parmi les modernes, les Mathiole, Fusch, Gaspard et Jean Brauhin ; dans notre France, les fameux Dalechamp, Garidelle, Tournefort, Jussieu, Desfontaines, le premier professeur de France et mon ami.

La plus utile et la plus belle étude est sans contredit l'histoire naturelle, pour ceux qui voudraient se servir de la raison, qui est le flambeau que la nature nous a donné : elle est aussi la suite de la vérité, qui suit après l'enfance ; ce droit naturel vient fraterniser l'amour : oui, l'amour nous électrise et fait agir en grand l'homme vraiment raisonnable ; c'est l'amour qui nous conduit à toutes les vertus : le premier besoin est celui d'aimer ; qui lui fait une nécessité d'acquérir les autres vertus ; l'amour est tout : il est le soutien , le principe et la récompense des vertus. Notre religion nous recommande l'amour de Dieu ; c'est par l'amour que Jésus-Christ a aussi promis aux êtres vertueux la jouissance de la béatitude céleste, qui est notre paradis ; c'est un amour éternel, divin, ineffable , que celui de Dieu : c'est aussi par l'amour que les grands hommes s'immortalisent dans les sciences et les arts ; c'est l'amour qui nous guide tous dans nos travaux et nos entreprises ; c'est ce que Mahomet offre au sein des houris, dans le séjour fortuné qu'il promet à ses élus. Ici tout est crédulité : ainsi, disons amour ! amour ! dieu de la nature , roi de tous les êtres , volupté des humains , lien sacré de la vie , jouissance divine , chaîne de l'univers , principe de toute bonté , de toute justice et de toute vertu, base de toute société , d'équité , de fraternité et de la liberté raisonnable , et vrai bonheur des humains !! Laissez , abandonnez la politique , et surtout les romans ; aimez la vérité , qui est l'histoire, surtout naturelle. C'est ici où il est utile de vous donner un exemple de cette noble passion d'amour pour l'histoire naturelle :

Quel nom mieux que le tien a jamais mérité
O Linnée ! d'obtenir cette immortalité :
Tu vins, l'ordre parut, une vive lumière
Rejaillit tout-à-coup sur la nature entière.
Le lit sombre et profond des riches minéraux,
L'agile enfant de l'air et l'habitant des eaux ;
Les plantes que Zéphir, au primptems fait renaître,
Tu vis, tu connus tout, et tu fis tout connaître ! . .
Divine Botanique, science claire et pure,
Toi que forma le ciel : fille de la nature,
Mère dont les bienfaits fournissent aux besoins
Et du pauvre et du riche, et dont les tendres soins
Prodiguent aux humains, le baume salutaire
Qui guérit tous leurs maux, et calme leur misère ;
Ah ! que j'ai de plaisir quand je peux cultiver
Tes tendres rejettons. Que j'aime à labo urer ;
Dans tous tems et partout l'aimable jardinage,
A flatté l'honnête homme, le savant et le sage ;
Par tes dons précieux, tes vertus, tes faveurs,
Tu donnes des leçons et tu charmes les cœurs.
J'ai visité les champs qu'enrichit ta largesse,
Je te trouve toujours fidèle à ta promesse ;
J'ai vu naître l'Ixore et mûrir les Cocos,
J'ai vu les Datiers, Latiniers, les plus beaux.
Du roi des végétaux, j'honore la puissance,
Du fruit du haut Bombax, j'estime l'excellence ;

Dans ce bel arbre enfin, j'ai vu lors mon réveil
Le rayon enchanteur que donne un beau soleil.
Tout plaît et tout séduit sous le fertile ombrage,
Pour charmer nos regards, se pare le bocage.
Mortels, de la nature admirez les merveilles,
Et pour mieux en jouir, donnez-lui quelques veilles ;
Apprenez à connaître et les fruits et les dons
Quelle fait végéter au retour des saisons.

La connaissance des plantes nous procure mille jouissances, pour l'amusement, l'ornement, pour la médecine, pour la nourriture et pour les arts ; c'est donc la plus utile science à connaître ; imitons les Anglais, ils fon grand cas des plantes et arbres ; ils sont plus instruits que nous dans les plantes ; ils en font un très-grand commerce ; il y a plus de cinquante jardiniers bien fortunés à Londres, tandis qu'à Paris, ils ne sont que trois à quatre qui aient des richesses en végétaux, qu'on puissent leur comparer. Les gens fortunés de l'Angleterre ont de superbes jardins et de riches collections de très-beaux végétaux, tant par la rareté, curiosité et utilité. Ces Anglais sont amateurs, connaisseurs, cultivateurs, laborieux. Ces mêmes riches, ne dédaignent pas d'instruction de ses plantes si belles, si agréables et si utiles passe temps dont on n'a jamais de repentir; c'est sans contredit, la plus digne des passions, ce qui est bien naturel et qui ravi l'être qui l'aime, et elle n'est pas une ingrate. Elle nous dédomage toujours; jamais de remords et jamais de repentir, tout au contraire, elle aide à supporter les disgraces de de la vie. Un savant conseilla aux dames et demoiselles, d'étudier les plantes; moi, je prie et invite tous ceux qui pourront les connaître, de les chérir, cultiver et soigner, c'est digne des êtres qui pensent bien; tout le monde sait que nous n'avons de jouissances, de nouriture et de vêtemens que par les plantes. Sans elles les animaux ne vivraient pas plus que nous; par cette raison nous devons tout aux plantes. Je profite donc de ces vertus désignées, pour dire que ce n'est pas sur la terre seule où il y a des plantes; celles qui se trouvent au fonds des eaux, et sur-tout au fond des mers, nous procurent tout aussi bien des avantages, tant pour la nouriture que pour d'autres utilités et curiosités. Je vais commencer par une exemple extraordinaire, dont on n'a pas pu mesurer sa longueur, c'est le ficus giganteus, *varec*, en français ; sa tige grosse comme le doigt, mais sa longueur est incommensurable; on sait que la lumière du soleil ne pénètre qu'à six cents pieds à travers l'eau la plus claire, et que sa chaleur n'arrive qu'à cent cinquante pieds. Une partie de ce végétal est donc soumise en même temps à la double influence de la lumière et de la chaleur. Une autre partie éprouve l'action seule de la lumière, et le reste est plongé dans une froide obscurité. Chose extraordinaire et admirable, pour donner un exemple sur terre, qui semble aussi bien extraordinaire; c'est ce figuier sacré, qu'on dit qui a de tour deux mille pieds. Nous avons un rotange, qui pousse dans une année, de six cents pieds, qu'elle excessive végétation.

Ce grand et gros arbre de la Chine, qui avait, disent les auteurs des Lettres Édifiantes, trois cents pieds de grosseur.

Ces Boababes du Sénégal, qui sont aussi monstrueux; un qu'on a mesuré, qui avait quatre-vingt-dix pieds de circonférence; il était âgé de cinq mille cinq cent cinquaute-cinq ans. Un autre Boababe, de quatre cents quarante-cinq pieds de tour; jugez quel âge il devait avoir.

Notre Europe, nous donne un Châtaignier de la Sicile, qui avait cent soixante pieds de tour; un berger avec son nombreux troupeau y logeait. Un régiment de cavalerie s'y mettait à l'ombre; on avait bâti une maison dans l'intérieur.

Pline, fait mention d'un Platane de Lycie, dans lequel Lucianus, Consul Romain, soupa et coucha avec vingt-une personnes de sa suite.

Un Orme de quarante-huit pieds de tour.

Un Tilleuil, en Angleterre, de quarante-sept pieds de tour.

Un Chêne, à Hallouville, près d'Ivetot, de quarante-deux pieds de tour; il y avait une Chapelle dans l'intérieur, et au-dessus une chambre avec un bois de lit, chaises, table, et de la place pour trois personnes; l'arbre vit encore dans le cimetière.

Un If, en Normandie, de trente pieds de contour, il est creux.

Le gros Cèdre du Jardin des Plantes de Paris, est beau, mais il n'approche pas de ceux du Mont Liban si renommés ; il y en a de si hauts et si gros, que c'est presque incroyable; nos anciens les croyaient indestructibles ; c'est avec ce bois que Salomon fit bâtir son Temple si renommé, et les portes de Rome qui avaient deux mille ans, qui étaient encore solides, étaient de ce même bois.

Un Chêne Yeuse, ou feuilles de Houx, qui avait trente-neuf pieds de tour, aux environs de Rome.

Lacobée du Pérou, pousse dans l'espace de six mois, de cinquante à quatre-ving-dix pieds de long, dans son pays natal, de cent à deux cents pieds de long.

L'Arbre à Suif, avec quoi on fait de la chandelle, dans notre France, est un arbuste d'orangerie.

L'Arbre à Cire, ou le Cirier, arbuste qui se cultive ici, originaire de Pensilvanie en

Amérique, on en fait des bougies et chandelles qui répandent en éclairant un odeur très-suave, ainsi que ses feuilles. Il se nomme en latin, *Myrica cerifera*.

Un autre de nôtre France, qu'on nomme Galé, dit Piment Royal, a aussi une bonne odeur médicinale et préserve les draps de laine des taignes.

PESANTEUR SPÉCIFIQUE DES MÉTAUX.

DÉSIGNATION DES METAUX.	POIDS D'UN PIED CUBE.
Molydène	331.
Arsenic	403.
Antimoine	469.
Zing.	503.
Fer fondu, dit Potin	504.
Étain de Cornouailles	511.
Idem de Mélac	512.
Idem fin fondu, non écroui	524.
Idem écroui	526.
Fer forgé	545.
Cuivre rouge non forgé	545.
Cobalt	547.
Acier trempé	547.
Idem non trempé	548.
Étain commun fondu	554.
Cuivre rouge non forgé	588.
Idem jaune fondu passé à la filière	598.
Idem rouge (id. id.)	621.

Bismuth	688.
Argent fondu non forgé	733.
Idem forgé	736.
Plomb fondu	795.
Mercure coulant, (dit argent vif) . . .	950.
Or fin fondu non forgé	1348.
idem forgé	1355.
Platine fondue	1365.
Idem forgée	1424.
Idem passée à la filière	1473.

PESANTEUR DES LIQUIDES.

DÉSIGNATION DES LIQUIDES.	LIVRES.
Esprit de vin	58.
Eau de-vie	64.
Huile d'olive	64.
Idem de Colza	64.
Idem de Lin	(6.
Idem de Noix	65.
Thérébentine	69.
Essence de Thérébentine	61.
Vin	69.
Eau-de-pluie	70.
Cidre ou pommée	71.
Eau-de-mer	72.
Lait de vache	72.
Bière	72.
Vinaigre	72.
Acide muriatique	84.
Acide nitrique	89.
Acide sulfurique	129.

NOTA. J'ai l'intention de donner les pesanteurs de tout ce qu'on connait de solide, liquide, végétal, animal et minéral, dans un autre ouvrage.

Explication de termes de chimie et de physique.

Acides : vinaigre, jus de citron, de groseille ; etc. ; saveur aigre, solide et liquide ; s'unit, avec effervescence et bouillonnemens, avec la chaux, la potasse, la soude : on en retire du sel et du nitre.

Acide carbonique : il est formé de vingt-huit parties de carbonne et soixante-douze d'oxygène ; il existe en tout dans la nature, combiné avec les alkalis, les terres et les métaux. Le charbon, en brûlant, donne ce gaz ; il se dégage en abondance des végétaux en fermentation, et est souvent mortel quand on le respire.

Acide muriatique : esprit de sel marin ou de cuisine.

Acide nitrique : esprit de nitre, eau forte, ci-devant esprit de sel.

Acide sulfurique : esprit de soufre, vitriolique, huile de vitriol ci-devant.

Air atmosphérique, ou air pur : gaz oxigène, fluide subtil, transparent, élastique, invisible, insipide, inodore, pesant, qui enveloppe le globe et presse la surface; on le rencontre partout : il diminue de tensité en raison de son élévation; c'est ce qui constitue cet élément : sans lui tout serait mort; aucun animal ni végétal ne saurait exister.

Alcool ou esprit : on en retire de toutes les substances sucrées, du vin, cidre, poiré, bière et grains.

Alkali : toutes les cendres des végétaux en donnent : fixe des végétaux : la potasse et la soude.

L'alkali volatil se tire des substances animales en putréfaction.

Calorique, chaleur : c'est la substance qui produit cette sensation; la chaleur est dans le calorique mis en action et dégagé : qu'on frotte deux barres de fer, on obtient la chaleur.

Carbonne : le charbon combustible, base des végétaux, des animaux et des minéraux : il n'est pas pur; il n'y a que le diamant qui est pur carbone : carbonne est le sens, et le charbon l'organe.

Gaz, air : substance fluide, qui, dissoute dans le calorique, prent la forme fluide, élastique ; incolore, invisible et permane à une basse température. Les gaz, sont en général expensibles et compressibles ; ils diffèrent des vapeurs, en ce qu'ils ne se condensent pas par le réfroidissement, les uns sont acides, les autres alkalins, d'autres ne sont ni acides ni alkalins ; les uns flattent la combustion, d'autres les corps enflamés.

Gaz, azoté, qui prive de la vie, ou qui tuent ce principe ; on ne peut pas l'obtenir isolé, il est constamment uni au calorique avec lequel il forme le gaz azote, qui asphyxie ou tue seul ; il ne peut point servir à la respiration, ni à la combustion. Les gaz qui constituent l'air athmosphérique, sont le gaz oxigène, et le gaz azote dans les rapports de 27 à 73, cet air pur, il entretient la respiration et la vie.

Gaz hidrogène, engendre ; est le principe de l'eau, on l'obtient rarement pur, il est combiné avec le soufre, le charbon et le fer combustible inflammable ; quand il est uni a une portion d'oxigène, c'est un des princi-

pes constituans des végétaux et des a
avides d'oxigène ; il s'en empare , il
les métaux réduits en oxides , il enlève à ce
derniers leurs oxigène et les rétablit dans leur
état d'ativité ; ce gaz s'exale des marais.

Gaz oxigène , acide et engendre ; géné-
rateur on ne peut se le procurer isolé,
quoiqu'on puisse le peser , le combiner ; le
dégager de ses combinaisons , il est l'âme
de la combustion , il augmente la violence
du feu, l'azote, l'hydrogène et l'oxigène d'une
extrême solidité. Le carbonique aucontraire,
est doué de la plus grande fluidité , c'est cette
propriété qu'il communique à ces diverses ba-
ses qui fait l'expansibilité des gaz. L'air athmosphérique , c'est un vaste réservoir d'oxigène qui a la propriété d'attirer et d'être
attiré , fait que l'oxigène se rencontre fré-
quemment et abondamment dans les substances de la nature et de l'art, constitue les
acides des végétaux, d'animaux et des minéraux.

Oxidation : opération par laquelle on par-
vient à oxigéner les corps, c'est-à-dire à leur

r une certaine quantité d'oxigène et
forme les oxides et les acides, acide
sulfurique en est un exemple.

Végétaux : leurs principes immédiats.

SAVOIR : 1° La sève, 2° le muqueux, 3° le
sucre, 4° les acides végétaux, 5° la fécule,
6° le gluten, 7° l'huile fixe ordinaire, 8° la
cire, 9° l'huile volatile, 10° le camphre, 11° la
gomme, 12° la résine, 13° les baumes, 14°
cahoutchout gomme élastique, 15° l'albu-
mine, 16° la gelatine, 17° l'extractif, 18° les
matières colorantes pour la teinture, 19° le
tanin, 20° le liège, 21° le bois, le ligneux.

Les saveurs.

1° L'acide sûr ou aigre, 2° le doux, 3° l'a-
mer, 4° l'âcre, 5° le salé, 6° l'alkalin, 7° le
vineux, 8° le spiritueux, 9° l'acerbe 10° l'aro-
matique.

L'Absinthe est stomachique, antiputride et
fébrifuge ; l'Aigremoine est astringeante, hé-
patique, fortifiante, la Benoîte est fortifiante,
fébrifuge, tonique ; la Bétoine est céphalique,

nervale, tonique; la Bugle, pour les chût
adoucissante, rafraîchissante, la Camomille,
antiputride, stomachique; le Cassis, dieurétique, fébrifuge; la Consoude, consolidante,
adoucissante dans le cours de ventre; la Douce-
amère, dépurante, pectorale, dans les chûtes;
l'Eupatoire, pour les enflûres, des fièvres
hépatiques; le Fraisier, astringeant pour les
pertes, fébrifuge; le Houblon, racine dépurante, apéritive, dieurétique; l'Herbe à
Robert, dépurante, adoucissante, dieurétique; Marube, bachique, bon pour la poi-
trine, stomachique; Fenouil, carminatif,
dieurétique, sudorifique.

Une plante, ô prodige ! à l'éclat de ses charmes
Unit de la pudeur les timides alarmes;
Si d'un doigt indiscret, vous osez la toucher,
Le modeste feuillage est prompt à se cacher,
Et la plante mobile, aux mêmes lois fidèle,
S'incline vers sa tige et se range auprès d'elle;
Plus loin la même fleur, ai-je vu s'embellir ?
Sa modeste beauté m'engage à la cueillir;
J'approche, elle me fuit, Dieux ! quel est ce prestige,
Je cherchais une fleur, je ne vois que la tige;
Interdit et confus je m'éloigne à regret
Et la fleur rassurée, à l'instant reparait.

. . . je te reconnais ô tendre Sensitive . . . . .
Seule parmi les fleurs, devant l'homme craintive ;
Sans doute il te souvient qu'un mortel autrefois
De ta jeune pudeur a méconnu la voix.
Elle adorait Iphis ; Iphis brûlait pour elle ;
Cependant vertueuse autant qu'elle était belle.
La nymphe demandait que l'yménée un jour,
Au pied de son autel consacrât leur amour.
Quatre soleils encor, ce jour allait paraître,
L'innocente beauté, dans un réduit champêtre
Soupirait solitaire à l'heure où le jour fuit :
L'impatient Iphis, l'apperçoit et la suit ;
Il approche avec crainte et versant quelques larmes
Il veut hâter l'instant ; où maître de ses charmes
L'Hymen doit la porter dans les bras d'un époux.
Elle reste... Iphis embrasse ses genoux ;
Mais bientôt, du respect, passant jusqu'à l'audace
Insulte à la pudeur qui lui demande grâce,
En opposant la force aux refus redoublés.
La nymphe ; vers le ciel, levant ses yeux troublés,
Dieux d'Hymen et d'Amour, prenez soin de ma gloire,
A mon perfide amant arrachez la victoire ! . .
Hâtez-vous, détruisez mes funestes appas ;
Dieux vengeurs, contre lui, j'invoque le trépas !
Elle dit, et soudain ses appas se flétrissent
Et son front et ses doigts, de feuilles se hérissent,
Au lieu des vêtemens dont son corps est couvert,
Sur son sein qui décroit, s'élève un réseau vert,
Et ses pieds du zéphir, quinze ans rivaux agiles,
En racine allongée, demeurent immobiles.
Enfin, c'est une fleur, mais, conservant toujours

Le profond souvenir de ses tristes amours,
Elle craint d'éprouver une insulte nouvelle
Et de tout homme encor, fuit la main criminelle.

HORLOGE DE FLORE
OU PLANTES QUI INDIQUENT LES HEURES DU JOUR.

HEURES.	DÉSIGNATION DES PLANTES.
à 3 heures du matin et à 3 heures après midi.	La Barbe de bouc.
à 4 h.	Le Pissenlit , (dents de lion).
à 5	La Crépide des toîts.
à 6	La Scorsonnaire de Tingitana.
à 7	Le Laitron de Laponie.
à 8	L'Herbe à l'épervier.
à 9	La Piloseille ou oreille de rat.
à 10	La Sabline pourprée.
à 11	La Crépide des Alpes et l'Ornitongalon nmbelle dit dame d'onze heures.
à midi	Le Laitron.
à 1 h.	La Chandrille épervière.
à 2	La Crépide rouge.
à 3	Le Souci des champs.
4	Le Souci africain.
à 5	L'Épervière des savoyards.
à 6	Le Pavot à tige nue un des Coquelicots.
à 7	L'Hémerocale safranée.
à 8	La Belle de nuit, faux Jalap.
à 9	L'odeur enchantée du Géranium triste.

L'Hygromètre végétal , Varecs et aussi l'Avoine folle.
Le Trefle blanc indique l'orage.
Le Nénuphar indique le froid.

Conformément à la loi, cinq exemplaires ayant été déposés à la Direction, tout contrefacteur sera poursuivi selon la rigueur des lois.

NOTA. Tous les exemplaires seront revêtus de la signature de l'Auteur.

TABLE GÉNÉRALE.

FIN DE LA TABLE.

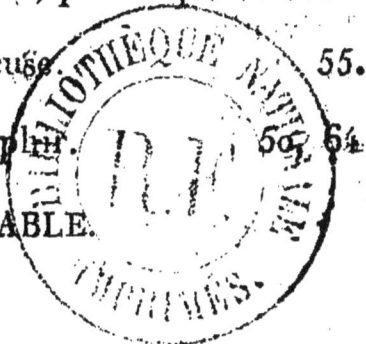

www.ingramcontent.com/pod-product-compliance
Lightning Source LLC
Chambersburg PA
CBHW070857210326
41521CB00010B/1980